CONSEILS

AU PEUPLE

SUR LE

CHOLÉRA-MORBUS

ORIENTAL.

PAR J.-J. TURINAZ,

D. M. P.

PARIS. — IMPRIMERIE DE G.-A. DENTU,
rue d'Erfurth, nº 1 *bis*.

CONSEILS

AU PEUPLE

SUR LE

CHOLÉRA-MORBUS

ORIENTAL.

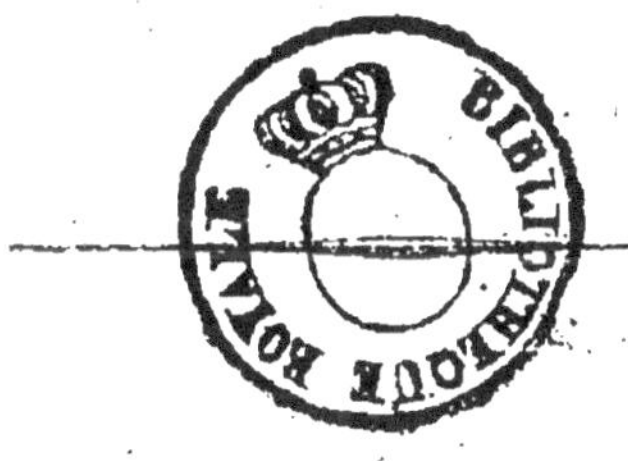

En présence du torrent impétueux qui fait trembler les rois, tomber les princes, bouleverse la chaumière des pauvres, menace de tout envahir, de faire de notre vieille Europe un vaste saloir humain, de précipiter dans la tombe l'opulence et l'indigent, toutes les professions, tous les âges ; en présence du choléra asiatique, enfin, quel est le médecin qui ne joindra ses efforts à ceux de ses confrères pour opposer une digue à ce fléau dévastateur? Moins que tout autre, j'étais appelé à y travailler, et je me ressouviendrai long-temps de ce que l'on gagne à vouloir être utile à ses semblables, ménager leur santé et leur argent. Malgré les clameurs que va soulever encore cette publication de la part de ceux qui n'aiment pas qu'on écrive, je suis mon devoir, bravant ce que l'on pourra dire; et, persécuté encore, il me restera la conviction de n'avoir point forfait à mon mandat d'homme et de médecin.

Je divise ce nouvel essai, 1° en histoire, symptômes et terminaison de la maladie; 2° traitemens proposés; 3° précautions à prendre pour s'en préserver; 4° traitemens à suivre au début pendant et après la maladie; 5° devoirs des autorités et du médecin.

Historique.

Les mots ont quelquefois deux sens : un étymologique, et l'autre propre. Choléra-morbus est de deux langues, de la grecque et de la latine, et signifie *maladie de la bile qui coule*. En effet, cette maladie est caractérisée par des vomis-semens et des selles abondantes de bile et de mucosités d'aspect variable. C'est de l'Inde, berceau des sciences, et probable-ment de l'espèce humaine, que nous vient le choléra ; et c'est le pays fertile où croissent pour nous le sucre, le café, le co-ton, les épices, qui nous fait ce triste présent ! Ainsi, la terre s'est vengée de ses oppresseurs : l'Américain nous donna la vérole, l'Hindous nous apporte le choléra ; et, comme la sy-philis, je crois que cette maladie fera le tour du globe : elle a parcouru l'Asie, envahi une grande partie du Nord et du centre de l'Europe, et s'avance vers le Midi, qu'elle menace. Son passage a été signalé par d'affreux ravages ; mais enfin elle diminue et diminuera d'intensité au fur et à mesure qu'elle s'acclimatera.

Symptômes.

D'après ce qu'en disent les médecins français qui sont allés en Pologne et en Russie ; d'après mes compatriotes, mes condisciples et mes amis, les docteurs Buet et Coster; d'après quelques médecins anglais qui ont observé cette maladie aux lieux de sa naissance, voici ce que l'on remarque. D'abord, douleurs et malaise aux régions du cœur et de l'estomac; vomissemens nombreux, selles répétées. Dans le principe, il n'y a que des alimens à moitié digérés de rendus; mais bientôt les déjections sont jaunâtres, verdâtres, blanchâtres, fluides, mêlées de floccons ressemblant à des râclures de boyaux. Les membres sont pris de crampes violentes; le corps se refroidit, la peau des pieds est pâle, ridée, humide; le ventre est affaissé; les urines supprimées; la langue molle, ridée, humide, froide. Cependant les traits se décomposent; la respiration est à peine sensible; le pouls s'affaiblit et disparaît; le malade meurt. Cette terminaison funeste n'a pas toujours lieu; et c'est quand les symptômes que je viens de décrire marchent avec lenteur, sont peu intenses, et que le malade peut recevoir dès le début les soins éclairés d'un médecin.

Traitemens proposés.

Il faut bien dire la vérité : plus de traitemens ont été proposés pour la guérison d'une maladie, moins on doit y avoir de confiance; car si le bon, le certain était trouvé, il n'y aurait plus de doute, et on ne se livrerait pas tous les jours à de nouvelles recherches, à des expériences répétées, pour découvrir ce dont on serait en possession. Ainsi, saignées, sangsues, vomitifs, purgatifs, émolliens, quinquina, glace, opium, bismuth, huile de cajéput, etc., etc., peuvent être d'excellens moyens; mais je sens un peu saint Thomas Didyane; il faudra me faire voir cela avant que je le croie.

Traitement profilactique.

Si l'on connaissait (mais on connaît si peu de chose), si l'on connaissait la nature intime du choléra, le principe dans lequel il réside, les organes qu'il attaque de prime-abord, ses moyens de transmission, ce serait un grand pas de fait. Mais ici nous devons encore avouer notre ignorance, ne ressemblant pas à certains imbécilles qui croient, parce que c'est écrit, qui ne doutent de rien, tant est faible la dose de leurs connaissances et la portée de leur jugement. Cependant il est des précautions générales à prendre ; je les ai déjà signalées dans mes *Essais* de février 1828, et de mars 1829.

Ainsi, pour ne pas se mettre dans la condition de pouvoir être atteint par la maladie, et même pour lui résister avec plus de chances de succès, il faut éviter les excès en tous genres, le froid et l'humidité du corps, et particulièrement des pieds. Les alimens seront sains et nourrissans, sous un petit volume : on boira de l'eau rougie avec un vin généreux ; fruits crus, salades, seront proscrits, ainsi que les légumes secs et indigestes, pois, fèves, lentilles, haricots : il en sera de même des légumes verts et âqueux, choux, navets, et ainsi que des viandes salées. Il faudra être sobre sur l'usage des liqueurs fermentées, du vinaigre et des épicés. Je ne pense pas, contre l'opinion de certains médecins, que l'ail, les oignons, les écha-lottes mangés crûs puissent préserver de la maladie; ces bulbes, à mon avis, ont un résultat tout contraire.

La propreté recommandée, ordonnée par tous les anciens législateurs moralistes, sous le nom de *pureté*, et qui fait encore partie du dogme des religions juive et musulmane (ablution, purification, etc.), est un des puissans moyens, je dirai même le seul capable de mettre à l'abri de la maladie; car, sans elle, tout ce que l'on pourrait faire serait en pure perte. C'est pourquoi je crois urgent, et très-urgent, d'insister sur cet objet, malgré les limites étroites que je me suis prescrites. Par la propreté, j'entends celle des individus, des animaux domestiques, de leurs habitations et de leurs environs. Le résultat immédiat de la malpropreté est de produire les miasmes pestilentiels, les mauvaises odeurs et l'humidité, qui, par la peau, par la respiration, etc., entrent dans l'économie, prédisposent aux maladies épidémiques, contagieuses, et souvent leur donnent naissance. La malpropreté occasionne une crasse sur la peau, qui en arrête les fonctions, la perspiration, la transpiration; et tout le monde en connaît les inconvéniens et les dangers. C'est pourquoi il faut, autant que possible, prendre un bain toutes les trois semaines; changer de linge de corps tous les trois ou quatre jours; se laver souvent les mains et le visage. Autant que possible, on tiendra les maisons, les étables bien aérées; on les balaiera souvent; on évitera d'y répandre de l'eau, qui entretiendrait l'humidité; on fera du feu dans les rez-de-chaussée, dont les murs s'imprègnent de salpêtre; les eaux ménagères seront vidées, et les vases qui les contiennent souvent nettoyés. Doivent disparaître de près des maisons les excrémens, les ordures, la boue, qui en font des lieux dégoûtans et infects. Les bestiaux auront toujours une litière fraîche et abondante, renouvelée aussitôt que mouillée. Les trous à fumier seront bien encaissés et recouverts d'une couche de paille qui ne soit pas trop en putréfaction. Enfin, on mettra tout en œuvre pour éviter d'avoir auprès de soi des matières qui se décomposent, donnent de l'humidité et de la mauvaise odeur.

Traitement.

Comme nous ignorons les causes du choléra, nous serons réduits à la médecine du symptôme. Dans le début, un froid glacial serre le malade, refoule le sang à l'intérieur; le poumon, dont l'action est diminuée, n'en revivifie plus assez, et il rentre veineux dans la circulation artérielle. De ces deux faits, il résulte que les viscères sont frappés d'une demi-apoplexie et d'une demis-aphyxie. Ici, l'indication est positive : rappeler, ranimer le cours du sang à l'extérieur. Il faut chauffer le malade par tous les moyens possibles, le frotter avec des étoffes de laine, avec des brosses, à sec. Si on ne réussit pas, mêmes moyens avec l'eau-de-vie camphrée, l'escence de térébenthine; il faut promener des sinapismes sur les membres, sur le corps. A l'intérieur, on donnera très-chaudes des infusions de thé, de menthe, de bourrache, etc.; on pourra ajouter, par tasse, trois gouttes d'ammoniaque liquide (alcali volatil).

Cependant les nausées, les coliques, les vomissemens, les selles se montrent, se succèdent d'une manière plus ou moins effrayante. Il faut continuer les mêmes boissons, y ajouter le sirop d'éther, jusqu'à ce qu'il s'établisse une bonne transpiration. Alors, eau de veau, de poulet, de fleurs de mauve, de bouillon blanc, etc., avec addition d'un peu de nitre. Les vomissemens et les selles diminuent, disparaissent; les urines se rétablissent, la respiration devient plus libre et plus facile; le pouls renaît et se relève; le malade entre en convalescence. Tout cet appareil de symptômes se montre dans l'espace de six à vingt-quatre heures, quel que soit le résultat.

Quand le malade est assez heureux pour avoir résisté au choc impétueux qui est venu l'assaillir, il doit user de grandes précautions, se tenir chaudement, faire arroser son appartement avec de l'eau chlorurée, prendre des infusions de plantes amères, de la limonade vineuse, etc., et revenir par degré à une alimentation convenable. C'est ce que doit surveiller le médecin qui a sa confiance.

Devoirs des autorités.

L'autorité a bien nommé des commissaires sanitaires; mais dans certaines localités, le patriciat, l'intrigue et le commérage ont-ils été sans influence? Ici encore je me permets le doute. Cependant, pour ce qui est de la compétence immédiate, l'on peut être assuré qu'elle ne négligera rien; elle tiendra à ce que les mares, les égoûts, les fossés, les rues, les alentours des maisons soient en bon état; elle surveillera les objets de consommation, les marchés; surtout qu'il n'y paraisse pas de substances en putréfaction, de mauvais acabit. Les grandes réunions d'hommes dans un espace resserré seront défendues, les temples et les spectacles fermés suivant l'occurrence; surtout elle ne laissera pas impunément trafiquer de la santé publique sur les places, dans les carrefours par des gens qui vendent des panacées préservatives et curatives qui endorment dans une fausse sécurité les classes peu

éclairées. Quant aux secours, à l'ouvrage à donner aux ou-
vriers, aux personnes nécessiteuses, je n'en dirai rien : cela
dépend des moyens, des ressources locales, et par conséquent
des administrations. Les ministres des autels n'oublieront pas
non plus de raffermir leurs paroissiens contre la peur, et de
les solliciter à mettre en usage les moyens que l'art fournit
pour repousser le fléau qui nous menace ; nous pouvons
compter sur leur dévouement et leur sollicitude.

Devoirs des médecins.

Médecins et chirurgiens, il n'est pas nécessaire, il ne sera
pas nécessaire de faire un appel à notre intrépidité ; nous
montrerons que nous ne sommes pas au-dessous de notre pro-
fession, que nous savons sacrifier à l'humanité notre temps,
notre vie, nos affections. Quelques personnes nous paieront
de reconnaissance, le plus grand nombre d'ingratitude ; nous
serons souvent dans la position dont parle le proverbe ita-

lien : *Passato il periculo gabbato il santo*. Nous ne devons pas désespérer de la science, elle est perfectible à l'infini. En avouant notre ignorance sur le choléra, nous devons nous rappeler que la vaccine préserve de la variole ; que le quinquina coupe les fièvres ; que le mercure guérit la syphilis, etc. Pourquoi ne trouverait-on pas un remède au choléra? C'est ce que nos semblables attendent de notre expérience, de notre dévouement et de nos efforts.

Comme tant d'autres, j'aurais pu faire un livre ; mais j'écris pour les gens sensés qui ne se paient pas de systèmes et de suppositions ; j'ai dit ce que je savais, ce que je croyais certain, ma tâche est remplie. J'ai sacrifié le brillant, la diction à la clarté : les faits demandent à être exposés clairement et saisis sans effort.